AF346342

CAUSES GÉNÉRALES DE LA MORVE

DANS NOS RÉGIMENTS DE CAVALERIE

ET LES MOYENS D'Y REMÉDIER

RAPPORT FAIT A L'ACADÉMIE ROYALE DE MÉDECINE,
DANS LA SÉANCE DU 17 MARS 1840,

PAR M. BOULEY JEUNE,

RAPPORTEUR

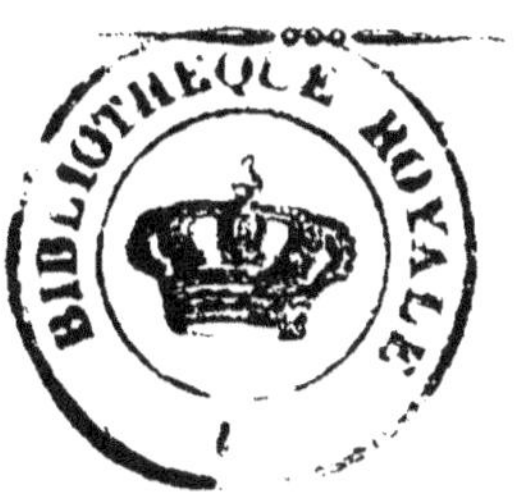

PARIS,

IMPRIMERIE DE FÉLIX LOCQUIN ET COMPAGNIE,
16, RUE NOTRE-DAME-DES-VICTOIRES.

1840

CAUSES GÉNÉRALES DE LA MORVE

DANS NOS RÉGIMENTS DE CAVALERIE

ET LES MOYENS D'Y REMÉDIER.

Messieurs ,

Depuis fort longtemps la morve exerce ses ravages sur les chevaux de notre armée , et chaque année elle fait éprouver à l'état des pertes considérables, toujours croissantes , bien que les causes qui les occasionnent aient été signalées par les vétérinaires à tous les gouvernements qui se sont succédé depuis le commencement de ce siècle.

Il n'est point chez le cheval de maladie plus fréquente et plus grave que la morve; il n'en est pas non plus de plus digne de fixer toute l'attention de l'autorité ; nous applaudissons d'avance, messieurs, aux nouveaux efforts qui vont être tentés, et nous nous trouverions fort heureux si, en remplissant la mission que vous nous avez confiée, nous pouvions contribuer sinon à détruire, du moins à diminuer un fléau qui chaque jour décime l'espèce la plus précieuse de nos animaux domestiques.

Un état récemment dressé et bien détaillé de la mortalité causée par la morve, ayant démontré que les pertes en chevaux de cavalerie étaient beaucoup plus considérables en France que dans les armées des puissances étrangères voisines, M. le ministre de la guerre, dans sa sollicitude pour le bien de l'état, a cru de son devoir de rechercher quelles pouvaient être les causes de cette différence et quels seraient les moyens d'y remédier. Il a, en conséquence, chargé une commission d'étudier cette importante question et de lui adresser un rapport sur ce sujet. Cette commission, composée d'officiers-généraux de cavalerie, du génie et de l'artillerie, s'est activement occupée de cette mission, et après s'être éclairée de tous les documents qu'elle a pu se procurer, elle a cru reconnaître que le développement spontané de la morve dans l'armée dépendait *surtout de l'insalubrité des écuries et du défaut d'espace laissé* à chaque animal. Fixée sur ce point principal, cette commission, conformément aux instructions qu'elle avait reçues, s'est ensuite occupée de présenter un projet d'écurie modèle ; elle a conséquemment indiquée les proportions de hauteur, de largeur, de longueur, de barrage, etc., que devait avoir une écurie de cavalerie pour que les chevaux y fussent dans les conditions hygiéniques les plus avantageuses.

Avant d'adopter le projet qui lui a été soumis, M. le ministre de la guerre a désiré consulter l'Académie royale de médecine, et par sa lettre en date du 6 janvier dernier, il vous a invités à lui faire connaître votre opinion sur ce projet et notamment sur le principe qui lui a servi de base, c'est à dire sur la fixation rigoureuse de la quantité d'air nécessaire à chaque cheval dans un temps donné.

Empressés de répondre à la confiance que M. le ministre vous a témoignée, vous avez chargé une commission composée de MM. Adelon, Londe et de tous les membres de votre section de médecine vétérinaire, d'examiner avec soin les diverses questions qui vous ont été adressées et de vous en donner la solution. Organe de cette commission, je vais avoir l'honneur de vous soumettr son opinion.

Nous partageons entièrement l'avis de la commission consultée par M. le ministre de la guerre, et nous pensons avec elle que la mauvaise construction des quartiers de cavalerie, l'insalubrité des écuries, l'entassement des animaux et la viciation de l'air qui en est la conséquence doivent être rangés au nombre des principales causes du développement de la morve spontanée sur les chevaux de notre armée. L'influence pernicieuse de ces causes signalée dès longtemps par tous les auteurs, est tellement évidente qu'il nous semble inutile d'entrer à ce sujet dans aucun détail.

Nous adoptons aussi, sans aucune réserve, les proportions que la même commission a indiquées pour la construction des écuries de cavalerie, et nous reconnaissons avec elle qu'une largeur de treize mètres, une hauteur de six mètres et un espacement d'un mètre cinquante centimètres par cheval sont nécessaires pour qu'une écurie à double rang destinée à contenir un grand nombre de chevaux soit aussi saine que possible.

Si les besoins du service militaire n'avaient pas exigé que les chevaux fussent réunis en grand nombre dans une même écurie, nous vous aurions proposé de réduire la hauteur à cinq mètres seulement et de faire construire des écuries moins spacieuses ; l'expérience ayant démontré que l'agglomération des animaux dans un même local donnait souvent naissance à des maladies générales et très graves, telles que la morve, le farcin, le typhus, etc. ; mais nous savons, messieurs, que l'avantage qui résulterait de cette modification pour la santé des chevaux serait contrebalancé par une foule d'inconvénients qui doivent la faire rejeter; nous y renonçons donc, mais à regret et en adoptant la dimension proposée par la commission.

L'espacement des chevaux à un mètre cinquante centimètres nous a paru aussi très convenable et fort avantageux, en ce sens, qu'il laissera à chaque animal la possibilité de manger tranquillement la ration qui lui est destinée et la facilité de se reposer; qu'en outre, il permettra le pansage à l'écurie lorsque le temps ou la saison s'opposeront à ce qu'il soit fait à l'air libre. Cette dernière amélioration dans le régime des chevaux de troupe épargnera une foule d'arrêts de transpiration et contribuera, nous n'en doutons pas, à rendre la morve moins fréquente dans nos régiments de cavalerie.

Quant au barrage des animaux proposé par la commission, nous ne pouvons que l'approuver, bien qu'il ne puisse avoir aucune influence marquée sur le développement de la morve. S'il n'était pas mis en usage, les chevaux étant beaucoup plus éloignés les uns des autres qu'ils ne le sont maintenant, il surviendrait chaque jour dans les régiments, par suite de coups de pieds, des lésions graves telles que blessures d'articulation, fractures, etc, accidents que le barrage seul peut prévenir en grande partie. Ce moyen de séparation est donc indispensable.

La commission, en prescrivant de donner aux écuries à double rang une largeur de treize mètres, a eu pour but de faciliter sans danger le passage des cavaliers derrière la croupe des chevaux et d'établir, en outre, dans le milieu des écuries et selon leur longueur des auges destinées à abreuver les animaux. Cette innovation dans nos quartiers de cavalerie, faite sans doute dans l'intention de maintenir l'eau à une douce température, peut, dans certains cas seulement, produire de bons résultats sur la santé des chevaux en leur évitant ces brusques passages du chaud au froid auxquels ils sont quelquefois exposés aujourd'hui lorsqu'on les conduit des écuries à l'abreuvoir.

Toutefois, messieurs, nous ne pouvons admettre cette proposition sans vous soumettre quelques réflexions qu'elle nous a suggérées. Il nous semble que le but qu'on s'est proposé serait complètement atteint en remplissant ces auges deux heures environ avant le moment où l'on doit abreuver les animaux et en les vidant immédiatement après. Nous estimons au contraire qu'il y aurait d'assez graves inconvénients à laisser ces auges constamment pleines : d'une part, l'eau qu'elles contiendraient, présentant une grande surface, s'altérerait plus ou moins par les émanations qui s'échappent du corps des animaux et surtout des matières excrémentitielles ; d'autre part, une partie de ce liquide s'évaporant dans l'intérieur de l'écurie, chargerait l'air d'humidité et le rendrait plus ou moins nuisible à la santé des chevaux. Sous ce double rapport nous croyons donc que les auges ne peuvent être tolérées dans le milieu des écuries qu'en observant les précautions que nous venons d'indiquer.

Il serait sans doute plus convenable d'établir, à l'instar de quelques puissances voisines, dans la partie supérieure des angles rentrant des écuries de vastes cuves que l'on remplirait d'eau, matin et soir, et de placer au dessous des auges qui serviraient à abreuver successivement les animaux. Cette disposition remplirait le but que la commission s'est proposé et éviterait en partie les inconvénients que nous avons signalés ; elle rendrait, en outre, la circulation des écuries plus facile et leur donnerait un aspect plus agréable et plus régulier.

Bien que cette dernière disposition nous semble préférable à la première, nous sommes loin encore de l'adopter sans restriction. La présence des auges dans les écuries étant toujours plus ou moins nuisible et par conséquent contraire aux règles d'une bonne hygiène, nous pensons que ce mode d'abreuver les animaux ne devrait être employé que dans les saisons rigoureuses où il serait véritablement utile, et qu'à toutes les autres époques de l'année il serait préférable que les auges fussent placées dans les cours.

Nous regrettons que la commission ministérielle ait conseillé d'adapter les mangeoires et les rateliers contre les murs des écuries qui souvent ruissèlent d'humidité, et nous croyons qu'il serait beaucoup plus convenable de les placer dans le milieu des écuries en les adossant à un mur d'appui de trois mètres environ de hauteur.

Cette distribution intérieure, moins agréable à l'œil et peut-être plus dispendieuse pour le gouvernement serait, selon nous, de beaucoup supérieure à celle qui est proposée par la commission, en ce sens qu'elle permettrait de renouveler facilement la colonne d'air à la tête des chevaux : ce qu'il serait impossible de faire si les mangeoires et les rateliers étaient fixés aux murs latéraux des écuries, ainsi qu'ils le sont aujourd'hui dans la plupart de nos quartiers de cavalerie. Nous désirons, messieurs, que cette modification au projet, que nous croyons utile, puisse être adoptée par l'autorité.

Pour qu'une écurie soit saine, il faut que les urines y séjournent le moins possible. Le pavage devra donc être fait de manière à leur donner un facile écoulement, et de préférence à la chaux et au ciment, afin que ces urines ne puissent pas pénétrer dans les interstices des pavés, y séjourner et s'y décomposer.

Les émanations qui s'élèvent des matières excrémentitielles, la perspiration pulmonaire et la transpiration cutanée tendant sans cesse à altérer l'air qui environne les animaux, et cette altération étant toujours d'autant plus sensible et d'autant plus prompte que l'agglomération des chevaux est plus considérable, il ne suffit pas que les écuries soient spacieuses il faut encore qu'elles soient bien aérées. Des recherches exactes et précises ayant démontré que les gaz les plus malfaisants occupaient surtout les régions inférieures et supérieures des habitations, les moyens de ventilation devront être disposés de manière à renouveler aisément l'air dans toutes les directions sans exposer toutefois les animaux à des arrêts de transpiration et aux maladies qui en sont la conséquence. On remplira parfaitement ces indications : 1° En établissant de larges portes aux extrémités et sur l'un des côtés des écuries; 2° en pratiquant de distance en distance, à un mètre au dessus de la tête des chevaux, des fenêtres fermées par des chassis mobiles et qu'on pourra par conséquent ouvrir à volonté (1); 3° enfin, en construisant au plafond quelques cheminées éloignées de dix-huit à vingt mètres, communiquant directement avec l'air extérieur et disposées comme les fenêtres de manière à pouvoir être ouvertes ou fermées selon les besoins.

Tels sont les moyens les plus simples et aussi les plus efficaces que l'on peut employer pour remédier aux viciations continuelles qu'éprouve l'air dans les écuries par la seule présence des animaux.

Après avoir passé successivement en revue les proportions de largeur, de longueur et de hauteur des écuries, l'espacement des animaux, les règles du pavage et les moyens de ventilation, nous sommes naturellement conduits, messieurs, à examiner maintenant la question que M. le ministre de la guerre a surtout recommandée à l'attention de l'Académie, savoir : quelle est la quantité d'air nécessaire à l'entretien de la santé d'un cheval supposé placé dans une écurie pendant vingt-quatre heures consécutives?

D'après les renseignements que renferme la lettre de M. le ministre, il parait qu'en proposant de donner aux écuries de cavalerie une largeur de treize mètres, une hauteur de six mètres, et à chaque animal un espacement d'un mètre cinquante centimètres, la commission a eu pour but d'assurer constamment à chaque cheval cinquante mètres cubes d'air, quantité qu'elle juge indispensable pour qu'il soit toujours dans des conditions favorables à l'entretien et à la conservation de sa santé.

C'est en s'étayant d'expériences faites par divers auteurs, et

---

(1) Dans le cas où les mangeoires et les rateliers seraient placés, comme nous l'avons proposé, dans le milieu des écuries, les fenêtres devraient être pratiquées à trois mètres cinquante centimètres environ au dessus du sol.

surtout en jugeant comparativement la capacité des poumons de l'homme et du cheval, que la commission assure être arrivée à cette conséquence hygiénique qu'elle croit bien fondée; cependant, messieurs, le principe adopté par cette commission est loin d'offrir, selon nous, le degré de certitude et d'importance qu'on semble y attacher. Pour que cette base fût exacte et précise, il faudrait d'abord qu'on connût rigoureusement quelle est chez l'homme l'étendue de la surface pulmonaire, combien il pénètre d'air dans ses poumons lors d'une inspiration, et quelle quantité il en sort dans une expiration, quelles sont toutes les modifications que ce fluide éprouve, enfin et surtout combien il en est consommé dans un temps donné, vingt-quatre heures par exemple. Ce premier point établi pour l'homme, avant d'en tirer aucune induction, dans cette circonstance, il deviendrait indispensable que des expériences comparatives eussent été faites sur le cheval, et nous n'en connaissons aucune de positive à cet égard. Si la commission ministérielle s'est occupée de ce sujet, nous regrettons que les résultats qu'elle a obtenus ne nous aient pas été transmis.

On a fait, il est vrai, quelques essais pour apprécier directement ou indirectement la capacité des poumons de l'homme; ainsi, on a injecté de l'eau dans cet organe, et de la quantité de ce liquide qui a été nécessaire pour le remplir, on en a conclu sa capacité. On a pratiqué aussi cette injection avec une matière liquide qui ensuite s'est solidifiée, par exemple, du suif fondu, l'alliage fusible de Darcet, etc., et en détruisant le poumon autour de ce moule intérieur que l'on avait coulé dans sa cavité, on a cherché à évaluer et sa capacité et l'étendue de sa surface interne. En faisant inspirer et expirer l'homme dans des vases gradués, on a déterminé la quantité d'air qui entrait et celle qui sortait de ses poumons, et en analysant ce fluide avant l'inspiration et après l'expiration on est parvenu à découvrir qu'il s'altérait sensiblement par le seul fait de la respiration, qu'une partie d'un de ses principes constituants. l'oxigène, disparaissait, et qu'elle

était remplacée par une quantité à peu près égale d'un gaz mal-
faisant, l'acide carbonique.

Ces faits de la science ont sans doute une grande valeur lorsqu'ils sont envisagés sous le point de vue physiologique, mais ils
ne peuvent, messieurs, jeter qu'un bien faible jour sur la question toute pratique qui vous a été posée par M. le ministre.

D'abord, sur tous les points que nous venons d'énoncer, les
expérimentateurs de l'homme sont souvent arrivés à des résultats, sinon opposés, du moins tellement différents qu'il serait
bien difficile, dans l'état actuel de la science, d'indiquer rigoureusement la capacité des poumons de l'homme. En second lieu,
comme nous avons eu l'honneur de vous le dire, aucune des recherches que nous venons d'énumérer n'ont été faites jusqu'à présent sur le cheval. Il est donc impossible de dire quelle est la
capacité des poumons de cet animal, et par conséquent de la
juger comparativement avec celle des poumons de l'homme.

En supposant d'ailleurs ces deux capacités pulmonaires dé-
montrées et la différence qui existe entre l'une et l'autre bien
connue, on ne pourrait en rien conclure sur la quantité d'air qui
doit être ménagée à chaque cheval dans les écuries, et par conséquent sur la grandeur à donner à ces habitations. En effet, la
consommation de l'air dans l'acte de la respiration n'est pas for-
cément en rapport avec l'étendue de la respiration, avec la capacité des poumons, elle dépend, en outre, de la vitalité de ces
organes, laquelle varie non seulement dans chaque espèce, mais
encore selon chaque individu.

Il n'est donc point possible, selon nous, de déterminer d'une
manière rigoureuse, comme l'a fait la commission ministérielle,
la quantité d'air nécessaire à un cheval pendant un temps donné.
Nous ne pensons pas d'ailleurs que cette précision mathématique
soit d'aucune utilité pour fixer les dimensions d'une écurie de
cavalerie. Lorsqu'il s'agit d'établir pour les hommes des habitations communes, telles que des casernes, des hôpitaux, etc., on
les construit selon des règles hygiéniques bien connues et sans

jamais prendre pour base la capacité des poumons de l'homme. Nous ne concevrions point qu'on suivît une autre marche pour la construction des écuries.

En terminant sa lettre, M. le ministre résume sa demande en vous invitant à lui faire connaître quelle est la quantité d'air nécessaire à l'entretien de la santé d'un cheval qu'on suppose vingt-quatre heures consécutives dans une écurie, en tenant compte toutefois de l'air vicié par les déjections et les exhalaisons de la litière pendant ce laps de temps?

Comme vous devez le penser, messieurs, d'après les détails dans lesquels nous sommes précédemment entrés, il nous est de toute impossibilité de résoudre la première partie de cette question, celle qui touche à la quantité d'air nécessaire à un cheval dans un temps donné. Quant à la viciation de ce fluide elle est de sa nature nécessairement variable et fort difficile à apprécier. On conçoit en effet qu'elle sera tantôt faible, tantôt forte, suivant que l'écurie sera plus ou moins aérée, plus ou moins propre et suivant aussi le nombre des chevaux qu'elle contiendra, leur état de santé ou de maladie, leur taille, leur âge, etc. Cette viciation de l'air ne peut donc être calculée même approximativement.

Telles sont, messieurs, les considérations qui nous ont empêchés de répondre explicitement et par *chiffres* aux diverses questions qui vous ont été adressées par M. le ministre de la guerre. Nous nous plaisons à croire que les motifs que nous avons déduits vous paraîtront suffisants pour justifier la résolution que nous avons prise. Le principe émis par la commission ministérielle, c'est à dire la fixation rigoureuse de la quantité d'air nécessaire à un cheval dans un temps donné n'étant basée, que nous sachions, sur aucune expérience exacte et précise, et nous ayant paru d'ailleurs vague, inapplicable et même inutile dans cette circonstance, nous avons dû le rejeter, et cependant nous adoptons complètement les inductions que cette commission semble en avoir tirées; en d'autres termes, nous approuvons les dimensions qu'elle a proposées pour la construction des écuries de cavalerie, nous les croyons bonnes, bien raisonnées, et nous nous faisons un devoir de vous en conseiller l'adoption.

En faisant construire des écuries selon les règles qui ont été données et en les plaçant autant que possible sur un sol sec, légèrement élevé eu égard aux terrains environnants, l'autorité atteindra le but qu'elle s'est proposé et elle dotera notre cavalerie d'habitations saines qui exerceront, à n'en pas douter, la plus heureuse influence sur la santé des chevaux.

Avant de terminer ce rapport nous nous permettrons de vous rappeler, messieurs, qu'outre l'insalubrité des écuries et l'entassement des animaux, il est une foule d'autres causes qui peuvent donner naissance à la morve spontanée dans nos régiments de cavalerie. Parmi celles-ci nous vous signalerons en première ligne la mauvaise nourriture et l'insuffisante alimentation ; puis les travaux fatigants, les arrêts de transpiration ; le brusque passage d'un repos absolu à un exercice actif ; enfin le mauvais choix des animaux souvent employés trop jeunes aux différents services de l'armée. C'est en évitant autant que possible toutes ces causes, que l'autorité parviendra, sinon à faire cesser, du moins à arrêter en grande partie les ravages que la morve exerce depuis si longtemps sur les chevaux de notre cavalerie.

Il est un dernier point d'étiologie sur lequel nous voulons fixer votre attention, la contagion de la morve.

Comme vous le savez sans doute, messieurs, cette maladie se manifeste chez le cheval sous deux formes différentes, bien distinctes, l'état aigu et l'état chronique. Lorsqu'elle affecte cette première forme, la morve est contagieuse non-seulement par inoculation, mais même par simple co-habitation. Des observations bien recueillies et des expériences récemment faites ne laissent aucun doute à ce sujet. Les avis sont unanimes sous ce rapport. Mais il n'en est pas de même en ce qui concerne la morve chronique. La plupart des vétérinaires pensent, au contraire, que cette maladie n'est point transmissible ; quelques uns, fort recommandables, professent à la vérité une opinion opposée qu'ils étayent sur des faits de contagion plus ou moins bien observés. Il est donc impossible, quant à présent, de résoudre affirmativement ce point important de la science.

Dans cet état de doute et d'incertitude nous n'oublierons pas, messieurs, que l'autorité qui vous a consultés est, dans cette circonstance, gardienne des intérêts de l'état, et qu'en cette qualité elle doit rester étrangère aux discussions scientifiques; aussi n'hésitons-nous pas à vous conseiller d'inviter M. le ministre à maintenir les règlements militaires concernant les maladies contagieuses.

Entrainés par le grand intérêt que présente aujourd'hui l'étude de la morve envisagée sous le double rapport de l'économie politique et de l'hygiène publique, nous sommes entrés dans des détails que ne comportait peut-être point la lettre de M. le ministre. Nous espérons toutefois, messieurs, que les motifs qui nous ont guidés justifieront à vos yeux la marche que nous avons suivie et que vous daignerez lui donner votre approbation.

En résumé, messieurs, nous avons l'honneur de vous proposer de répondre à M. le ministre de la guerre :

1º Que, malgré les nombreuses expériences qui ont été faites, la capacité des poumons de l'homme n'est pas encore rigoureusement démontrée.

2º Que celle des poumons du cheval n'est point connue, et que ces deux capacités ne peuvent par conséquent être jugées comparativement.

3º Que, dans l'état actuel de la science, il est impossible de déterminer exactement la quantité d'air nécessaire à l'entretien de la santé d'un cheval pendant un temps donné, tel que vingt-quatre heures.

4º Qu'il n'est pas possible non plus d'apprécier la somme d'air vicié dans une écurie pendant ce laps de temps, soit par la présence de l'animal, soit par les exhalaisons des matières excrémentitielles.

5° Que d'ailleurs ces données relatives à la quantité d'air consommé ou vicié, ne sont nullement nécessaires pour fixer les proportions hygiéniques d'une écurie de cavalerie.

6° Enfin, que les dimensions indiquées par la commission ministérielle pour la construction d'une écurie modèle atteignent le but proposé, qu'elles sont rationnelles, bien établies, et qu'en conséquence elles méritent d'être adoptées sous tous les rapports, en les modifiant toutefois, ainsi que nous l'avons indiqué, en ce qui concerne la disposition des auges, des mangeoires et des rateliers (1).

---

(1) La lecture de ce rapport a été suivie d'une longue discussion dans laquelle MM. Pelletier, Dupuy, Adelon, Nacquart, Girard, Chevalier, Barthélemy, Rochoux et Gerdy ont successivement pris la parole. Après avoir entendu les observations de ces honorables membres et les répliques de M. Boulcy, l'Académie a adopté ce rapport sans aucune modification.